Médecine opératoire — De la valeur des appareils inamovibles dans le traitement de la coxalgie.

Pharmacologie. — Des gargarismes et des collutoires. Des collyres gazeux, liquides, mous et solides. Des injections. Des inhalations. Des lotions. Des fomentations. Des fumigations etc.

Thérapeutique. — Des indications de la médication tonique.

Hygiène. — De l'action de la lumière sur l'organisme.

Médecine légale. — Empoisonnements par le chloroforme et l'éther. Comment peut-on reconnaître la présence de ces anesthésiques dans le sang.

Accouchements. — Des paralysies symptomatiques de la grossesse.

Vu bon à imprimer,

BOUCHARDAT.

Vu et permis d'imprimer
Le Vice-Recteur de l'Académie de Paris,
MOURIER.

Mayenne, Imp. A. DERENNE. — Paris, boulevard Saint-Michel, 52.

COURTE

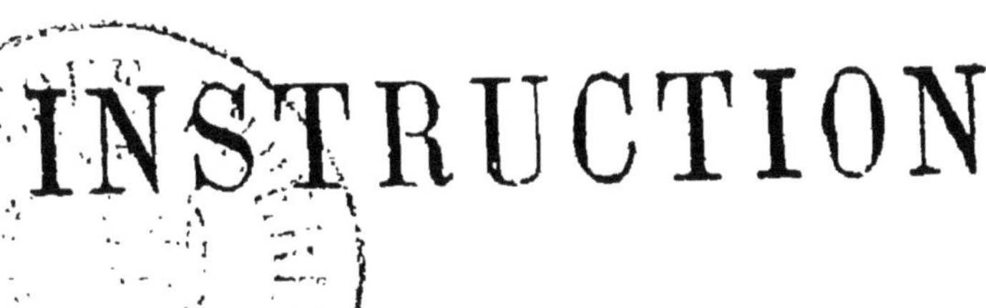

INSTRUCTION

SUR LES

SOINS A DONNER AUX ENFANS

en bas âge

MULHOUSE.
EMILE PERRIN, ÉDITEUR.

1867.

CONSIDÉRATIONS GÉNÉRALES.

«Y a-t-il au monde un être plus faible, «plus misérable, plus à la merci de tout ce «qui l'environne, qui ait si grand besoin de «pitié qu'un enfant? Ne semble-t-il pas qu'il «ne montre une figure si douce et un air «si touchant, qu'afin que tout ce qui l'ap-«proche s'intéresse à sa faiblesse et s'em-«presse à le secourir.»

(J.-J. Rousseau, Emile.)

Les soins donnés à l'enfant pendant les deux premières années, exercent une influence décisive sur sa vie entière. Le nouveau-né n'est, pour ainsi dire, qu'une ébauche de l'homme futur. Tous ses organes sont faibles, imparfaits ou même rudimentaires; leur évolution ne s'achève qu'au dehors du sein maternel, sous le rapport de la forme aussi bien que sous celui de la structure. Tout le monde

-ait que pendant le premier âge les os sont peu solides, flexibles et faciles à courber. Les organes les plus immédiatement nécessaires à la vie, le cerveau, le cœur, les poumons, l'estomac ont tout aussi peu de résistance à opposer aux causes capables d'altérer leur tissu délicat. Ce n'est que peu à peu et par l'exercice même de leurs fonctions que leur trame se raffermit et se développe.

Personne n'ignore que les dents n'apparaissent que de six à huit mois après la naissance, et que leur éruption ne se fait le plus souvent qu'au prix de bien des souffrances et de bien des dangers.

Il est dès lors facile de concevoir combien une bonne ou une mauvaise direction peut favoriser ou troubler ce travail de formation, qui s'opère dans tout l'organisme du nouveau-né. Que toute mère se dise que d'elle surtout dépendent la force et la santé de son enfant et par conséquent la durée et le bonheur de sa vie.

Qu'elle sache que par des soins intelligents et persévérants on arrive à faire de l'être le plus chétif, un homme plein de vigueur. Qu'elle se pénètre de ces vérités, et elle trouvera dans le sentiment de son devoir joint à son amour maternel, la force de se conformer aux règles que nous allons essayer de lui tracer, avec toute la précision et toute la clarté dont nous serons capables.

De l'alimentation de l'enfant.

La nourriture naturelle du nouveau-né est le lait, maternel ou, à son défaut, celui d'une bonne nourrice. C'est une vérité tellement évidente qu'il serait presque absurde de s'arrêter à la démontrer.

La meilleure nourrice sera toujours la mère; à certaines conditions cependant:

1° Il faut, bien entendu, qu'elle ait du lait en quantité suffisante.

2° Que le sein soit bien conformé, c'est-à-dire que le mamelon fasse une saillie assez grande pour qu'il puisse être embrassé par la bouche de l'enfant.

3° Que sa santé soit bonne; ce qui se reconnaît sommairement à l'appétit, aux digestions faciles, au sommeil calme et réparateur. Qu'avec cela la mère ait une force et un embonpoint moyens, qu'elle n'ait ni dartres, ni glandes, ni toux habituelle, ni transpirations nocturnes surtout, que les chairs ne soient ni trop molles, ni trop blafardes; l'allaitement devient pour elle un devoir.

Ce n'est que si l'allaitement maternel est impossible pour une raison ou pour une autre qu'on aura recours au lait d'une nourrice. Bien entendu qu'on exigera de celle-ci les mêmes conditions de santé et de capacité laitière, s'il est permis de s'exprimer ainsi, que de la mère elle-même. On devra même être plus sévère et plus exigeant, car on a souvent vu des femmes, dont le lait est d'une médiocre qualité, faire de leurs propres enfants de très-beaux élèves, et n'en faire que de forts chétifs des enfants étrangers qu'on leur confie. D'après cette remarque, que nous devons à un accoucheur célèbre, M. Désormeaux, on donnera toujours à conditions égales, la préférence à la mère sur une nourrice étrangère.

Ici se présente une question importante. Comment reconnaître que le lait est non seulement suffisamment abondant, mais encore et surtout de bonne qualité. En résumé, on jugera ces conditions remplies si l'enfant ne suce pas à vide, si après avoir teté il est calme et satisfait sans que les seins soient complétement épuisés, si enfin après avoir fait reposer une certaine quantité de lait, qu'on aura fait jaillir de la mamelle dans un tube ou une capsule de verre, il monte à sa surface une couche crêmeuse semblable à celle qui recouvre le lait de vache.

Dans l'intérêt de la mère et de l'enfant, l'allaitement doit être soumis à certaines règles.

La nouvelle accouchée, dont les forces sont épuisées, ne donnera à teter pour la première fois que douze ou dix-huit heures après la délivrance. Mais on se gardera d'attendre jusqu'après la fièvre de lait, comme le conseillent quelques personnes. Ce premier lait, qui la précède, et qui existait déjà pendant la grossesse, jaunâtre, huileux, peu abondant, est par ses propriétés purgatives destiné à débarrasser les intestins de l'enfant des matières qui s'y sont amassées pendant son séjour dans le sein maternel. Aussi n'est-il pas nécessaire de lui administrer, comme le font si volontiers certaines sages-femmes, des substances laxatives, (miel, sirop de rhubarbe, etc.).

Durant les premières semaines, l'enfant n'a ni sommeil, ni réveils réguliers; il tete peu à la fois et il faut bien se résoudre à le laisser teter souvent et à toute heure. Mais une fois cette première période passée, pour la facilité de ses digestions aussi bien que pour le repos de la mère, l'allaitement ne doit plus se faire qu'à des époques fixes. En général, jusqu'à 3 ou 4 mois, on donnera le sein toutes les deux ou trois heures. A mesure que l'enfant avancera en âge, on éloignera davantage les heures des repas; sans qu'on puisse en fixer rigoureusement le nombre. A cet égard il ne saurait y avoir d'autre règle absolue que celle de la plus grande régularité possible.

L'enfant manifeste ses besoins autant que ses souffrances et ses caprices (il en est à tout âge) par des cris. Il est important de ne pas se méprendre sur leur signification, et de ne pas faiblir devant ceux qui ne répondent pas à un besoin réel. Avec un homme, qui s'est beaucoup et utilement occupé de l'éducation du premier âge, nous ne craignons pas de poser comme axiome : que toute femme qui ne sait pas supporter patiemment les cris de son enfant, est incapable de faire une bonne éducation. Que de mères, que de nourrices surtout se hâtent de présenter le sein à leur nourrisson pour le faire taire, sans s'inquiéter autrement de ce qui peut le faire crier ; tandis qu'il suffirait souvent pour l'apaiser d'effacer un pli qui le gêne, de relâcher un lien qui le serre, d'enlever une épingle mal placée qui le pique etc., etc. On comprend aisément les suites fâcheuses de ces molles et inintelligentes complaisances. Elles compromettent la santé de l'enfant autant que le repos de la mère.

Sans repos, il n'est pas d'allaitement durable. Pour atteindre son terme habituel sinon normal, la femme qui nourrit doit jouir d'un sommeil calme et non interrompu de six à sept heures. A moins qu'elle ne soit d'une vigueur peu commune, elle habituera de bonne heure l'enfant à se passer de teter la nuit. De dix heures du soir à cinq heures du matin, on remplacera l'allaitement par un peu d'eau sucrée ou de lait de vache coupé.

Quelle doit être la durée de l'allaitement, en d'autres termes, à quel âge doit-on sevrer l'enfant? En thèse générale on peut dire que plus on approchera du moment où la première dentition est complète, plus le sevrage sera facile et moins l'enfant sera exposé aux accidents qui le suivent si souvent quand il est prématuré. Mais les dents de lait ne sont toutes sorties des gencives que fort tard, à deux ans ou même à deux ans et demi seulement, et il est bien rare de trouver réunies toutes les circonstances qui permettent de pousser aussi loin l'allaitement. — Cela étant, quel moment choisir? Le travail de la dentition une fois commencé, ne se continue pas sans interruption jusqu'à la fin de celle-ci. Il se fait au contraire par éruptions successives, dont chacune est suivie d'un temps de repos. Or, chaque éruption est une épreuve pour l'enfant : fièvre, douleur, insomnie, inflammations de la poitrine, des entrailles, du cerveau; on peut craindre et observer tour à tour ces divers accidents. On ne choisira donc jamais comme moment du sevrage celui de l'éruption d'une ou de plusieurs dents, mais la période de calme qui suit chaque poussée. — Les hommes les plus compétents conseillent, autant que la chose peut se faire, de sevrer l'enfant lorsqu'il a seize dents, par conséquent après qu'il a fait les canines (vulgairement œillères), dont l'éruption est la plus périlleuse et la plus douloureuse de toutes. Faute de pouvoir aller aussi loin, on fixera le sevrage après l'évolution des douze premières dents; est-on forcé de sevrer bien plutôt encore, on tâchera au moins de prolonger l'allaitement jusqu'après la sortie de la sixième.

Plus le nourrisson est faible et chétif, et plus la dentition est orageuse, plus longue doit être la durée de l'allaitement.

Evitez autant que possible de sevrer l'enfant pendant les grands froids, et plus encore pendant les grandes chaleurs. Les saisons les plus favorables sont le printemps et l'automne.

Quelle que soit l'époque du sevrage, ne l'opérez jamais brusquement, et sans préparation. Avant de supprimer le lait, assurez-vous que l'estomac de l'enfant supporte les bouillies, les potages, les crêmes etc. par lesquelles vous allez le remplacer. Quelques semaines suffiront pour que cette tolérance s'établisse. Donc, même dans le cas de sevrage prématuré, c'est-à-dire à six ou sept mois, il suffira de faire manger l'enfant du quatrième au cinquième mois. Jusque-là, il doit, autant que possible, ne prendre autre chose que du lait. Mais que de fois le lait de la mère ou de la nourrice est insuffisant pour faire à lui seul les frais de son alimentation! Il faut bien alors y suppléer. La nourriture supplémentaire la plus avantageuse est évidemment celle qui se rapproche le plus du lait maternel, c'est-à-dire le lait de vache coupé par moitié avec de l'eau d'orge, de l'eau de riz, ou même avec de l'eau pure. Ce lait ne devra pas avoir bouilli, car l'ébullition le prive de son arome et en rend la digestion plus difficile.

Passons maintenant au cas où, dès la naissance, l'allaitement maternel est impossible. La mère n'a pas de lait, ou elle est d'une mauvaise santé, et sa position de fortune ne lui permet pas de subvenir à l'entretien et au salaire d'une nourrice. Force sera de recourir à ce qu'on appelle l'allaitement artificiel, c'est-à-dire au lait de vache coupé comme nous l'avons dit plus haut.

On a beaucoup varié les instruments dont on se sert pour faire boire les nouveau-nés. Le biberon sera toujours préférable aux cuillers, aux timbales, aux fioles de toutes formes. Mais disons-le bien haut : ce n'est qu'en désespoir de cause qu'on aura recours à ce mode d'alimentation. Quelque pur, quelque bon que soit le lait de vache, il ne remplacera jamais que bien imparfaitement celui de la femme. Celui-ci seul est approprié complètement aux organes digestifs du nouveau-né ; seul il contient, dans une juste proportion, tous les éléments nécessaires au développement de ses organes. Aussi pour quelques enfants privilégiés, qui prospèrent avec l'allaitement au biberon, que d'autres qui succombent aux inflammations d'entrailles, ou deviennent la proie des scrofules, du rachitisme, de la consomption pulmonaire! On ne saurait donc trop exhorter les mères à faire les derniers efforts et les derniers sacrifices, pour donner ou pour faire donner le sein à leur enfant au moins pendant les quatre à six premières semaines. Qu'elles ne se découragent pas trop vite : qu'elles ne se hâtent pas d'éloigner l'enfant de leur sein pour la moindre indisposition, ou pour une maladie légère que quelques jours suffiront pour dissiper. Qu'elles sachent aussi qu'une vie calme et régulière et un régime bien entendu pourront beaucoup pour la conservation de leur lait, de sa qualité et de sa quantité. Il est quelques erreurs répandues parmi les femmes qui nourrissent, et contre lesquelles il est bon de les prémunir. On se figure volontiers que certains aliments ont la propriété d'augmenter la sécrétion du lait; on accorde surtout ce privilège aux farineux, pommes de terre, lentilles, haricots, et parmi les boissons à la bière. En conséquence on gorge les nourrices de ces substances, souvent au détriment de leur estomac, qui s'accommoderait mieux d'une toute autre nourriture. C'est là un préjugé fâcheux. Il n'y a que ce qu'on digère qui donne du lait, comme il n'y a que ce qu'on digère qui nourrisse. Ceci admis, le bon sens indique que le régime de la femme pendant l'allaitement ne doit pas différer de celui dont elle a toujours eu l'habitude, et qu'elle sait lui convenir par expérience.

Nous avons vu plus haut que jusqu'à l'âge de quatre à cinq mois le lait doit être la nourriture unique de l'enfant. A partir de cette époque on pourra commencer à associer à l'allaitement quelques aliments plus substantiels. Dans les premières semaines, une bouillie légère et bien cuite ou une mince panade par jour devra suffire. Pour conserver l'appétit et avec lui la facilité des digestions, on aura soin de varier la nourriture de l'enfant, comme on varie celle de l'adulte. Ainsi on passera de l'arow-rov à la fécule de pommes de terre, de celle-ci à la crême de riz ou à la farine de froment; on fera alterner les bouillies avec les panades ou avec de légers potages à la semoule, au tapioca etc.

Une fois l'enfant sevré, son régime se rapprochera peu à peu de celui des adultes; mais jusque vers la fin de la deuxième année le laitage, les soupes et les légumes feront le fond de son alimentation. Il sera généralement bon de n'y introduire la viande que vers quinze à dix-huit mois. Avant cet âge, le régime animal est trop pesant pour les forces digestives, et de plus il introduit dans le sang des principes d'âcreté, qui se traduisent souvent au dehors par des éruptions cutanées dont la face est le siége ordinaire. Cette règle d'ailleurs n'est pas absolue.

Il est des enfants chétifs, malingres, ensangues qui de bonne heure, dès huit à dix mois, se trouveront bien de sucer, sinon de manger un peu de viande rôtie, et de préférence un os de côtelette. Mais dans tous les cas, et même après un régime animal depuis longtemps établi, on excluera absolument toutes les viandes noires, échauffantes, épicées, telles que le gibier, le porc, les salaisons, la charcuterie de toute espèce et de toute provenance.

Le vin, le café, la bière conviennent tout aussi peu au premier âge. La nature elle-même nous en avertit par la répugnance que l'enfant montre pour ces boissons.

Air et exercice.

La respiration d'un air pur est aussi indispensable à la santé et au développement de l'enfant que la nourriture elle-même. On ne saurait trop insister sur ce point. Cela est tellement vrai que les enfants qui naissent au printemps donnent un chiffre de mortalité sensiblement moins élevé que ceux qui naissent pendant les mois de novembre, de décembre et de janvier. Les premiers peuvent jouir bien plus tôt après leur naissance de l'influence vivifiante de l'air et du soleil, tandis que les autres restent quelquefois enfermés pendant plusieurs mois dans des chambres plus ou moins étroites, chauffées souvent outre mesure et dont l'air est vicié par des émanations de toute espèce. Est-ce à dire, d'ailleurs, que le nouveau-né, venu en hiver, doive le passer tout entier sans respirer l'air extérieur?

Non, sans doute; on craint beaucoup trop le froid pour les enfants en bas âge. Au bout de quatre ou cinq semaines on peut faire supporter au nouveau-né lui-même un froid modéré, en ayant soin de bien l'envelopper et de lui imprimer de temps en temps quelques mouvements. Il est rare que même par les plus mauvais jours, on ne trouve pas un moment favorable pour lui faire prendre l'air, quand ce ne serait que pendant un quart d'heure ou une demi-heure. Il faut savoir, en pareille circonstance, profiter de chaque rayon de soleil, et choisir des endroits abrités.

A mesure qu'il avancera en âge, l'enfant supportera de mieux en mieux le froid, et on pourra l'y exposer plus longtemps. Ne vous hâtez pas de le cloîtrer pour la moindre indisposition, par exemple pour un simple rhume qui ne lui aura enlevé ni son entrain, ni son appétit. La diarrhée néanmoins exige plus de précautions et de réserve, surtout lorsque au froid se joint l'humidité.

En été, une fois surtout que l'enfant marche ou seulement se traîne, il n'y a pas de limite pour ainsi dire au temps pendant lequel il doit rester à l'air. Qu'il s'en pénètre du matin au soir, sans interruption s'il est possible. Voyez ces robustes enfants de la campagne, qui passent leur vie à se rouler sur l'herbe des prairies, ou au bord des blés; comparez leurs larges épaules, leurs membres charnus, leur hâle ardent, au buste grêle, aux bras chétifs, au teint blême et souffreteux des enfants qui s'étiolent dans les rues étroites de nos cités, et vous pourrez juger de la puissance de l'air et du soleil sur les êtres vivants. Et cependant la nourriture des premiers est presque toujours inférieure à celle des seconds. C'est que l'air et le soleil sont des aliments aussi; ils sont ceux de la force vitale, dont la dépense est plus forte dans l'enfance qu'à tout autre âge.

De l'exercice. — Nous avons peu de recommandations à faire sur ce point, le mouvement est pour l'enfant un besoin instinctif. Il n'y a guère autre chose à faire sous ce rapport que de l'abandonner à lui-même. Jusqu'à ce qu'il puisse marcher, laissez-le ramper, se traîner, se rouler à sa fantaisie. Vers six ou sept mois vous pourrez l'exercer peu à peu à se tenir sur ses pieds. Mais évitez de vouloir forcer prématurément la marche, en le suspendant à des lisières passées autour de la ceinture ou sous les bras. L'enfant trop faible encore pour se tenir droit, malgré cet appui, s'affaisse sur lui-même et se plie pour ainsi dire en deux. On n'aboutit ainsi que trop souvent à courber les jambes, et à déformer le dos et la poitrine.

Soins de propreté. Lavages et bains.

Importants chez l'adulte, les soins de propreté le sont encore bien plus chez l'enfant.

En tête, il faut placer les lavages du corps tout entier. Ils doivent être journaliers et commencer dès la naissance; pendant la première quinzaine seulement, avec de l'eau tiède. On arrivera ensuite par degrés à l'eau fraîche et même à l'eau de source ou de puits. Cette pratique n'a pas seulement pour but et pour avantage de débarrasser la peau des enfants des excrétions qui la souillent, mais encore de la fortifier, de la rendre plus apte à réagir contre le froid et l'humidité. Mais pour être sans danger, ces lavages doivent être faits lestement; immédiatement après, on essuiera soigneusement la peau avec des linges bien secs.

Ces lotions journalières ne dispensent pas

de baigner l'enfant une ou deux fois par semaine dans de l'eau tiède (24 à 25° Réaumur). La durée du bain sera d'un quart d'heure à vingt minutes. On le donnera de préférence le soir avant de coucher l'enfant, afin de ne pas l'exposer à l'action du froid et de l'humidité au sortir du bain. Ces bains du soir ne sont pas seulement un moyen de propreté, rien n'est plus efficace pour faire succéder le calme à l'agitation de la journée et pour procurer un sommeil paisible.

Signalons en passant un préjugé qui tend il est vrai à disparaître, c'est qu'il faut respecter les croûtes de crasse et même les poux qui couvrent la tête des enfants. Rien n'est plus déraisonnable: elle doit être tenue aussi proprement que le reste du corps. Pour faire disparaître les croûtes, il suffit d'oindre la tête le soir avec un corps gras : (cold-cream, huile d'olives, huile d'amandes;) on les enlève alors avec facilité le lendemain, en les frottant légèrement.

Il est à peine besoin de dire que les soins de propreté doivent s'étendre au linge, aux vêtements, et à la literie des enfants aussi bien qu'à leur peau.

Des appartements, du lit et du sommeil.

Durant les premiers jours les enfants passent leur vie à dormir et à teter. Quoiqu'ordinairement il faille respecter leur sommeil, i est quelquefois tellement prolongé qu'on se voit dans l'obligation de les réveiller pour leur faire prendre le sein. Ce cas se présente surtout pour les enfants chétifs ou nés avant terme, et pour ceux qui sucent un lait pauvre et séreux. Il semble pour ces derniers que la nature veuille compenser par le sommeil l'insuffisance de l'alimentation.

A mesure que l'enfant avance en âge, le sommeil est de moins en moins fréquent et prolongé.

Jusqu'à vingt mois ou deux ans il est rare qu'il n'ait pas besoin de dormir deux à trois heures dans la journée; et ce besoin est tellement impérieux qu'une fois l'heure arrivée, l'enfant dort debout, comme on dit. Aussi ne croyons-nous pas pratiqué le conseil de le déshabituer de bonne heure, du sommeil du jour, afin de gagner autant de temps pour la promenade.

A aucun moment, ni le jour, ni la nuit on ne permettra aux enfants de s'endormir dans les bras ou sur les genoux de leur mère ou de leur nourrice. Ceux à qui on laisse contracter cette habitude pernicieuse, se réveillent dès qu'ils sont replacés dans leurs berceaux, et crient jusqu'à ce qu'on les reprenne sur les genoux, où ils se rendorment pour se réveiller et crier de nouveau dès qu'on les a remis dans leur lit. Que de mères inexpérimentées ne savent à quoi attribuer les cris de leurs enfants pendant des nuits entières, viennent lasses et désespérées s'en plaindre au médecin et lui demander les moyens de les faire cesser. Heureux encore l'enfant, si pour se débarrasser de ses cris on ne lui administre pas, d'après le conseil d'une voisine, une décoction de pavots ou quelque autre breuvage narcotique! Plus d'une pauvre petite créature a été victime de cette barbare et stupide pratique.

Ne couchez jamais le nouveau-né à côté de sa mère ou de sa nourrice. Un changement instinctif de position pendant leur sommeil, un simple mouvement du bras quelquefois, suffit pour étouffer l'enfant. Tout récemment encore les journaux contenaient le récit d'un fait de ce genre.

En ce qui concerne la chambre à coucher de l'enfant, qu'on se souvienne de l'influence qu'un air pur exerce sur sa santé et sur son développement. On aura soin d'aérer au moins une fois par jour, de ne rien laisser traîner qui puisse donner lieu à des émanations nuisibles, ni langes souillés de ses excrétions, ni eaux ayant servi aux lavages, ni débris d'aliments etc. On ne chauffera pas avec excès et on évitera de placer le lit de l'enfant près d'une bouche de chaleur, ou sous un tuyau de poêle.

Le lit ne sera ni trop mou, ni trop chaud. On évitera d'accabler l'enfant sous de pesantes couvertures ou sous des amas de plumes, comme cela se pratique dans certains pays. On emploiera de préférence les matelas de crin ou de balle d'avoine qui ont l'avantage de ne pas trop s'échauffer et d'offrir au corps un plan à la fois résistant et élastique, qui prévient ces déformations du tronc et des membres si faciles chez l'enfant.

Des vêtements.

Il y a cent ans encore, on ficelait littéralement le nouveau-né dans ses langes, comme un paquet; tronc, bras et jambes faisaient un tout inflexible dont aucune partie ne pouvait exercer le moindre mouvement dans sa gaîne. Grâce à un écrivain éloquent (J.-J. Rousseau) on a renoncé à faire subir ce supplice aux enfants. Ce qu'on appelle aujourd'hui le maillot est une enveloppe de plusieurs langes superposés, qui ne comprend qu'une partie du tronc et des membres inférieurs. Elle doit être assez spacieuse pour permettre quelques mouvements à ces derniers. Bien entendu que les rubans ou bandes qui fixent le maillot ne doivent exercer aucune pression douloureuse sur le corps.

On évitera avec bien plus de soins encore la plus légère constriction du cou; on ne se figure pas combien il faut peu de chose pour aplatir le larynx flexible de l'enfant et pour amener l'asphyxie.

Les épingles seront exclues absolument de l'habillement du nouveau-né; elles peuvent par le moindre mouvement se détacher, le piquer et causer des accidents graves. Il existe des exemples d'enfants qui ont été pris ainsi de convulsions mortelles.

Il ne faut pas perdre de vue que dans le premier âge la tête est d'une excitabilité extrême. Le sang y afflue au moindre appel. Combien la fièvre cérébrale n'est-elle pas plus fréquente dans les premières années de la vie qu'aux autres âges. On se gardera donc de couvrir trop chaudement la tête de l'enfant ou de la laisser exposée sans défense aux rayons d'un soleil ardent.

Couvrez bien au contraire les pieds et les jambes. Tout ce qui porte le sang vers ces parties dégage la tête.

En résumé au point de vue de l'hygiène, l'enfant sera bien vêtu quand il aura les pieds chauds, et la tête fraîche, et quand le corps sera défendu contre le froid, sans que les vêtements le serrent ou le couvrent de moiteur.

MULHOUSE, IMPRIMERIE DE J. P. RISLER ET C°.

www.ingramcontent.com/pod-product-compliance
Ingram Content Group UK Ltd.
Pitfield, Milton Keynes, MK11 3LW, UK
UKHW020220200726
13856UKWH00004B/1522

9 782011 908094